Dr. Nowzaradan Diät für Anfänger

Verändern Sie Ihre Essgewohnheiten: Eine Schritt-für-Schritt-Anleitung für ein gesundes Leben

Ennis James

Inhaltsverzeichnis

Einleitung

Es war ein typischer grauer Montagmorgen, als Anna beschloss, dass es genug war. Sie stand vor dem Spiegel, ihre Augen ruhten auf ihrem Spiegelbild, und eine Mischung aus Frustration und Entschlossenheit spiegelte sich in ihrem Gesicht wider. Seit Jahren kämpfte sie mit ihrem Gewicht, probierte eine Diät nach der anderen, doch nichts schien nachhaltig zu funktionieren.

An diesem Morgen stieß Anna auf einen Artikel über Dr. Nowzaradan, einen weltweit bekannten Chirurgen und Spezialisten für Gewichtsverlust. Der Artikel erzählte von seinen beeindruckenden Erfolgen und seiner speziellen Diät, die Menschen half, nicht nur Gewicht zu verlieren, sondern auch eine gesündere Lebensweise zu führen. Neugierig suchte Anna nach weiteren Informationen und stieß auf den Ratgeber „Dr. Nowzaradan Diät für Anfänger".

Der Ratgeber versprach nicht nur eine klare Anleitung zur Gewichtsabnahme, sondern auch einfache Rezepte und praktische Tipps für den Alltag. Anna zögerte nicht lange und kaufte den Ratgeber. Sie wusste, dass sie bereit war, einen neuen Weg einzuschlagen.

Schon beim ersten Durchblättern war Anna begeistert. Der Ratgeber war übersichtlich und einladend gestaltet. Jedes Kapitel führte sie Schritt für Schritt durch den Prozess, von den

Grundlagen der Diät bis hin zu detaillierten Wochenplänen und Einkaufslisten. Besonders beeindruckt war sie von den abwechslungsreichen Rezepten, die nicht nur gesund, sondern auch lecker klangen.

Am nächsten Tag begann Anna ihre Reise. Zum Frühstück bereitete sie sich Haferflocken mit frischen Beeren und Mandeln zu – ein Rezept aus dem Ratgeber. Sie fühlte sich energiegeladen und motiviert. Zum Mittagessen gab es einen Quinoa-Salat mit Kichererbsen und Gemüse, der so köstlich war, dass sie das Gefühl hatte, sich selbst zu verwöhnen, anstatt sich einzuschränken.

Die Tage vergingen, und Anna bemerkte schon bald die ersten positiven Veränderungen. Sie fühlte sich leichter, energiegeladener und motivierter als je zuvor. Der Ratgeber half ihr nicht nur dabei, gesunde Mahlzeiten zuzubereiten, sondern gab ihr auch wertvolle Tipps, wie sie Heißhungerattacken vermeiden und sich mental auf ihre Ziele konzentrieren konnte.

Eine der größten Herausforderungen für Anna war es, verarbeitete Lebensmittel und Zucker zu meiden. Doch dank der klaren Anweisungen und der unterstützenden Tipps im Ratgeber fand sie gesunde Alternativen und lernte, bewusster zu essen.

Nach einem Monat hatte Anna bereits einige Kilos verloren, doch was sie noch glücklicher machte, war das Gefühl der Kontrolle und Zufriedenheit, das sie gewonnen hatte. Sie hatte nicht nur ihren Körper, sondern auch ihren Geist gestärkt.

Anna empfahl den Ratgeber all ihren Freunden und ihrer Familie. „Dr. Nowzaradan Diät für Anfänger" war mehr als nur ein Diätbuch für sie geworden – es war ein Begleiter auf ihrer Reise zu einem gesünderen, glücklicheren Leben.

Für jeden, der sich verloren fühlt in der Welt der Diäten und gesunden Ernährung, ist dieser Ratgeber ein Lichtblick. Er bietet nicht nur fundiertes Wissen und praxisnahe Rezepte, sondern auch eine Unterstützung und Motivation, die man braucht, um langfristig erfolgreich zu sein.

Wer ist Dr. Nowzaradan?

Dr. Younan Nowzaradan, oft einfach als Dr. Now bekannt, ist ein weltweit anerkannter Chirurg und Experte für Gewichtsverlust, der sich durch seine Arbeit in der TV-Serie „My 600-lb Life" einen Namen gemacht hat. Mit seiner jahrelangen Erfahrung im Bereich der Adipositaschirurgie hat er unzähligen Menschen geholfen, ihr Leben durch bedeutenden Gewichtsverlust zu verändern. Dr. Nowzaradan ist bekannt für seine einfühlsame und dennoch direkte Herangehensweise, die Patienten motiviert, ihre Gesundheitsziele zu erreichen.

Geboren und aufgewachsen im Iran, zog Dr. Nowzaradan nach seinem Medizinstudium in den Vereinigten Staaten, wo er sich auf die Chirurgie spezialisierte. Sein tiefes Verständnis für die physischen und psychologischen Herausforderungen von stark übergewichtigen Patienten macht ihn zu einem einzigartigen Experten auf seinem Gebiet. Dr. Nowzaradan glaubt fest daran, dass Gewichtsverlust eine Kombination aus chirurgischen Eingriffen und dauerhaften Veränderungen der Lebensweise erfordert.

Die Dr. Nowzaradan Diät ist ein wesentlicher Bestandteil seiner Behandlungsmethoden. Diese Diät zielt darauf ab, den Kalorienverbrauch drastisch zu reduzieren, um schnelle und nachhaltige Ergebnisse zu erzielen. Sie basiert auf dem Verzehr von nährstoffreichen, aber kalorienarmen Lebensmitteln und der strikten Vermeidung von Zucker, verarbeiteten Lebensmitteln und gesättigten Fetten. Durch diese rigorose Ernährungsweise wird der Körper gezwungen, auf gespeicherte Fettreserven zurückzugreifen, was zu einem schnellen Gewichtsverlust führt.

Die Effektivität der Dr. Nowzaradan Diät liegt nicht nur in ihrer strengen Kalorienkontrolle, sondern auch in ihrer Einfachheit und Klarheit. Patienten erhalten klare Anweisungen, welche Lebensmittel sie essen dürfen und welche sie meiden sollten. Dies hilft ihnen, die Kontrolle über ihre Essgewohnheiten zu gewinnen und gesündere Entscheidungen zu treffen. Die Diät ist so konzipiert, dass sie auch langfristig umsetzbar ist, was einen dauerhaften Erfolg ermöglicht.

Ein weiterer Schlüssel zum Erfolg der Diät ist die enge Betreuung und Unterstützung durch Dr. Nowzaradan und sein Team. Sie bieten nicht nur medizinische Überwachung, sondern auch psychologische Unterstützung, um den Patienten zu helfen, die emotionalen und mentalen Hürden zu überwinden, die oft mit extremem Übergewicht einhergehen. Diese ganzheitliche Herangehensweise stellt sicher, dass die Patienten nicht nur körperlich, sondern auch emotional gestärkt werden.

Dr. Nowzaradan ist bekannt für seine unermüdliche Hingabe und seinen festen Glauben daran, dass jeder die Fähigkeit hat, sein Leben zu verändern, unabhängig davon, wie hoffnungslos die Situation erscheinen mag. Seine Erfolgsgeschichten sprechen für sich und inspirieren viele Menschen weltweit, ihre eigenen Gesundheitsziele zu verfolgen. Durch seine Arbeit hat er das Leben vieler Menschen verbessert und ihnen eine neue Perspektive auf Gesundheit und Wohlbefinden gegeben.

Die „Dr. Nowzaradan Diät für Anfänger" ist eine Möglichkeit für Menschen, von seinem umfangreichen Wissen und seiner Erfahrung zu profitieren, auch wenn sie nicht persönlich in seiner Praxis sind. Der Ratgeber bietet einen umfassenden Überblick über seine Diätprinzipien und gibt praktische Tipps und Rezepte, um den Einstieg in eine gesündere Lebensweise zu erleichtern. Für alle, die einen Neuanfang in ihrer Gesundheit und ihrem Wohlbefinden suchen, ist dieser Ratgeber ein wertvolles Werkzeug.

Prinzipien der Dr. Nowzaradan Diät

Die Dr. Nowzaradan Diät ist eine strukturierte und bewährte Methode, die darauf abzielt, eine nachhaltige und gesunde Gewichtsabnahme zu fördern. Diese Diät basiert auf der Prämisse, dass eine ausgewogene Ernährung und die richtige Kalorienzufuhr entscheidend sind, um langfristige Erfolge zu erzielen. Im Gegensatz zu vielen anderen Diäten, die oft radikale Einschränkungen und kurzfristige Lösungen bieten, setzt Dr. Nowzaradan auf eine ausgewogene und alltagstaugliche Ernährung, die leicht in den täglichen Lebensstil integriert werden kann.

Ein wesentlicher Bestandteil der Dr. Nowzaradan Diät ist die Reduktion der Kalorienaufnahme, um ein Kaloriendefizit zu erzeugen, das notwendig ist, um Gewicht zu verlieren. Dabei wird jedoch darauf geachtet, dass der Körper weiterhin alle notwendigen Nährstoffe erhält. Die Diät betont den Verzehr von nährstoffreichen Lebensmitteln wie Gemüse, Obst, magerem Protein und Vollkornprodukten, während verarbeitete Lebensmittel, Zucker und ungesunde Fette weitgehend vermieden werden. Diese Herangehensweise stellt sicher, dass der Körper trotz der reduzierten Kalorienaufnahme ausreichend mit Vitaminen, Mineralstoffen und Ballaststoffen versorgt wird.

Ein weiterer zentraler Aspekt der Diät ist die Betonung von
Portionskontrolle und bewusster Ernährung. Dr. Nowzaradan
legt großen Wert darauf, dass die Menschen lernen, ihre
Portionen zu kontrollieren und ihre Essgewohnheiten zu
reflektieren. Dies bedeutet, auf die Signale des eigenen Körpers zu
hören, langsam zu essen und sich auf das Sättigungsgefühl zu
konzentrieren. Indem man lernt, nur dann zu essen, wenn man
wirklich hungrig ist, und nicht aus emotionalen oder
gewohnheitsmäßigen Gründen, kann man langfristig gesündere
Essgewohnheiten entwickeln.

Neben der Ernährung spielt auch die körperliche Aktivität eine
wichtige Rolle in der Dr. Nowzaradan Diät. Regelmäßige
Bewegung unterstützt nicht nur den Gewichtsverlust, sondern
trägt auch dazu bei, die allgemeine Gesundheit und das
Wohlbefinden zu verbessern. Dr. Nowzaradan empfiehlt, eine
Aktivität zu finden, die Spaß macht und sich leicht in den Alltag
integrieren lässt. Dies kann alles sein, von Spaziergängen über
Yoga bis hin zu intensiveren Trainingsprogrammen, abhängig
von den individuellen Vorlieben und körperlichen
Möglichkeiten.

Ein oft übersehener, aber wichtiger Teil der Diät ist die mentale
und emotionale Vorbereitung. Dr. Nowzaradan betont, dass der
Erfolg einer Diät nicht nur von der physischen, sondern auch von
der mentalen Einstellung abhängt. Es ist wichtig, sich realistische
Ziele zu setzen und sich auf den Prozess der Veränderung

einzulassen. Unterstützungsnetzwerke, sei es durch Familie, Freunde oder Selbsthilfegruppen, können eine entscheidende Rolle spielen, um motiviert und auf Kurs zu bleiben.

Die Dr. Nowzaradan Diät ermutigt auch zur regelmäßigen Selbstüberwachung und Fortschrittskontrolle. Dies kann durch das Führen eines Ernährungstagebuchs, regelmäßiges Wiegen oder das Messen von Körperumfängen geschehen. Durch diese regelmäßige Überprüfung kann man nicht nur die Fortschritte sehen, sondern auch frühzeitig erkennen, wenn man vom Kurs abweicht, und entsprechende Anpassungen vornehmen.

Zusammenfassend lässt sich sagen, dass die Dr. Nowzaradan Diät eine ganzheitliche und nachhaltige Methode zur Gewichtsabnahme bietet. Sie kombiniert eine ausgewogene Ernährung, bewusste Essgewohnheiten, regelmäßige körperliche Aktivität und eine starke mentale Einstellung, um langfristige Erfolge zu erzielen. Durch die Betonung auf einfache, nährstoffreiche Lebensmittel und die Integration gesunder Gewohnheiten in den Alltag wird es möglich, nicht nur Gewicht zu verlieren, sondern auch eine insgesamt gesündere Lebensweise zu führen.

Die Bedeutung einer ausgewogenen Ernährung

Eine ausgewogene Ernährung spielt eine zentrale Rolle in der Dr. Nowzaradan Diät für Anfänger. Sie stellt sicher, dass der Körper alle notwendigen Nährstoffe erhält, die er für eine optimale Funktion und Gesundheit benötigt. In dieser Diät geht es nicht nur darum, Gewicht zu verlieren, sondern auch darum, eine gesunde Lebensweise zu etablieren, die langfristig beibehalten werden kann. Eine ausgewogene Ernährung hilft dabei, den Stoffwechsel zu regulieren, das Immunsystem zu stärken und das Risiko chronischer Krankheiten zu reduzieren.

Eine der wichtigsten Komponenten einer ausgewogenen Ernährung in der Dr. Nowzaradan Diät ist die richtige Kombination aus Makronährstoffen: Kohlenhydrate, Proteine und Fette. Kohlenhydrate liefern die notwendige Energie für den Alltag, während Proteine wichtig für den Muskelaufbau und die Reparatur von Geweben sind. Gesunde Fette unterstützen die Aufnahme von fettlöslichen Vitaminen und tragen zur Sättigung bei, wodurch Heißhungerattacken verhindert werden können. Die richtige Balance dieser Nährstoffe stellt sicher, dass der Körper effizient arbeitet und der Gewichtsverlust nachhaltig ist.

Neben den Makronährstoffen sind Mikronährstoffe wie Vitamine und Mineralstoffe essenziell. Sie spielen eine entscheidende Rolle bei zahlreichen Körperfunktionen, darunter die Stärkung des Immunsystems, die Knochengesundheit und die Energieproduktion. In der Dr. Nowzaradan Diät wird Wert darauf gelegt, eine Vielzahl von Obst und Gemüse in die Ernährung zu integrieren, um eine breite Palette dieser wichtigen Mikronährstoffe zu erhalten. Diese Lebensmittel sind nicht nur reich an Vitaminen und Mineralstoffen, sondern auch an Ballaststoffen, die die Verdauung fördern und das Sättigungsgefühl erhöhen.

Ein weiterer wichtiger Aspekt der ausgewogenen Ernährung in der Dr. Nowzaradan Diät ist die Vermeidung von verarbeiteten Lebensmitteln und zugesetztem Zucker. Diese Nahrungsmittel enthalten oft leere Kalorien und bieten wenig bis gar keine Nährstoffe. Zudem können sie den Blutzuckerspiegel stark ansteigen lassen, was zu Heißhunger und unkontrolliertem Essen führen kann. Stattdessen wird empfohlen, auf natürliche, unverarbeitete Lebensmittel zu setzen, die den Körper mit den notwendigen Nährstoffen versorgen und gleichzeitig den Blutzuckerspiegel stabil halten.

Regelmäßige Mahlzeiten und Snacks sind ebenfalls ein Schlüssel zur Aufrechterhaltung einer ausgewogenen Ernährung. In der Dr. Nowzaradan Diät für Anfänger wird darauf geachtet, dass der Tagesablauf strukturiert ist und der Körper kontinuierlich mit

Energie versorgt wird. Dies verhindert, dass man übermäßig hungrig wird und ungesunde Essentscheidungen trifft. Indem man regelmäßige Mahlzeiten einplant und gesunde Snacks zur Hand hat, kann man Heißhungerattacken vermeiden und den Stoffwechsel auf einem konstanten Niveau halten.

Hydration ist ein oft übersehener, aber wichtiger Bestandteil einer ausgewogenen Ernährung. Ausreichend Wasser zu trinken hilft nicht nur dabei, den Körper zu entgiften, sondern unterstützt auch die Verdauung und den Transport von Nährstoffen zu den Zellen. In der Dr. Nowzaradan Diät wird empfohlen, täglich genügend Wasser zu trinken und zuckerhaltige Getränke zu vermeiden. Dies trägt nicht nur zur allgemeinen Gesundheit bei, sondern unterstützt auch den Gewichtsverlust.

Letztendlich fördert eine ausgewogene Ernährung ein gesundes Körpergewicht, steigert das Wohlbefinden und verbessert die Lebensqualität insgesamt. In der Dr. Nowzaradan Diät für Anfänger wird ein ganzheitlicher Ansatz verfolgt, der den Fokus auf eine nachhaltige und gesunde Ernährungsweise legt. Durch die Kombination von gesunden Nahrungsmitteln, regelmäßigen Mahlzeiten und ausreichender Flüssigkeitszufuhr wird nicht nur der Gewichtsverlust unterstützt, sondern auch eine langfristige Gesundheit und Vitalität gewährleistet.

Kapitel 1: Frühstück

Haferflocken mit Beeren und Mandeln

Zutaten:

- 50 g Haferflocken
- 200 ml Wasser oder ungesüßte Mandelmilch
- 100 g gemischte Beeren (z.B. Blaubeeren, Himbeeren, Erdbeeren)
- 1 Esslöffel gehackte Mandeln
- 1 Teelöffel Honig oder Ahornsirup (optional)
- Eine Prise Zimt (optional)

Zubereitung:

1. Die Haferflocken zusammen mit Wasser oder Mandelmilch in einem kleinen Topf zum Kochen bringen.
2. Sobald die Flüssigkeit kocht, die Hitze reduzieren und die Haferflocken unter gelegentlichem Rühren 5-7 Minuten köcheln lassen, bis sie weich und cremig sind.
3. In der Zwischenzeit die Beeren waschen und gegebenenfalls klein schneiden.

4. Die gekochten Haferflocken in eine Schüssel geben.

5. Die Beeren und die gehackten Mandeln über die Haferflocken streuen.

6. Nach Belieben mit einem Teelöffel Honig oder Ahornsirup und einer Prise Zimt verfeinern.

7. Sofort servieren, um das Frühstück frisch und warm zu genießen.

Nährwertangaben (pro Portion):

- Kalorien: ca. 320 kcal
- Protein: ca. 8 g
- Kohlenhydrate: ca. 45 g
- Fett: ca. 12 g
- Ballaststoffe: ca. 7 g
- Zucker: ca. 10 g (natürlich aus Beeren und optionalem Honig)

Portionsgröße:

Eine Portion entspricht etwa einer Schale Haferflocken mit Beeren und Mandeln, ideal für eine sättigende und nahrhafte Frühstücksmahlzeit.

Kochzeit:

Die Zubereitung dieses Frühstücks dauert etwa 10 Minuten, wobei die Kochzeit der Haferflocken etwa 5-7 Minuten beträgt.

Griechischer Joghurt mit Honig und Nüssen

Zutaten:

- 200 g griechischer Joghurt (fettarm)
- 1 EL Honig (vorzugsweise roh und ungesüßt)
- 30 g gemischte Nüsse (Mandeln, Walnüsse, Haselnüsse)

Zubereitung:

1. Den griechischen Joghurt in eine Schüssel geben.

2. Den Honig gleichmäßig über den Joghurt träufeln.

3. Die gemischten Nüsse grob hacken und über den Joghurt streuen.

4. Gut umrühren oder schichten lassen, je nach Vorliebe.

5. Sofort servieren und genießen.

Nährwertangaben (pro Portion):

- Kalorien: ca. 300 kcal
- Eiweiß: 18 g
- Fett: 15 g
- Kohlenhydrate: 20 g
- Ballaststoffe: 3 g

Portionsgröße: 1 Portion

Zubereitungszeit: 5 Minuten

Avocado-Toast auf Vollkornbrot

Zutaten:

- 1 reife Avocado
- 2 Scheiben Vollkornbrot
- 1 kleine Tomate
- 1 kleine rote Zwiebel
- 1 Esslöffel Zitronensaft
- Salz und Pfeffer nach Geschmack
- Frische Kräuter (z.B. Petersilie oder Koriander) zum Garnieren
- Optional: Ein paar Scheiben Gurke oder ein pochiertes Ei für zusätzlichen Geschmack

Anleitung:

1. Die Avocado halbieren, den Kern entfernen und das Fruchtfleisch in eine Schüssel geben. Mit einer Gabel die Avocado zu einem Püree zerdrücken.
2. Den Zitronensaft hinzufügen und gut vermengen, um den Geschmack zu verfeinern und das Braunwerden der Avocado zu verhindern.
3. Die Tomate und die rote Zwiebel in feine Würfel schneiden. Diese zur Avocado-Mischung hinzufügen und gut vermengen.

4. Das Vollkornbrot in einem Toaster oder einer Pfanne goldbraun rösten.

5. Die Avocado-Mischung gleichmäßig auf den gerösteten Vollkornbrotscheiben verteilen.

6. Nach Belieben mit Salz, Pfeffer und frischen Kräutern garnieren. Optional können auch Gurkenscheiben oder ein pochiertes Ei hinzugefügt werden.

Ernährungsinformationen (pro Portion):

- Kalorien: Etwa 300-350 kcal
- Eiweiß: 8-10 g
- Kohlenhydrate: 35-40 g
- Fett: 15-20 g (vorwiegend aus gesunden Fetten der Avocado)
- Ballaststoffe: 7-10 g

Portionsgröße:

- 2 Scheiben Vollkornbrot mit Avocado-Belag

Kochzeit:

- Vorbereitungszeit: 10 Minuten
- Kochzeit: 5 Minuten (für das Rösten des Brots)

Smoothie mit Spinat, Banane und Chia-Samen

Zutaten:

- 1 Tasse frischer Spinat
- 1 reife Banane
- 1 Esslöffel Chia-Samen
- 1 Tasse ungesüßte Mandelmilch (oder eine andere pflanzliche Milch)
- 1 Teelöffel Honig oder Agavendicksaft (optional, je nach Geschmack)
- Eiswürfel (nach Belieben)

Anleitung:

1. Den Spinat gründlich waschen und zusammen mit der Banane, den Chia-Samen und der Mandelmilch in einen Mixer geben.
2. Falls gewünscht, Honig oder Agavendicksaft hinzufügen, um die Süße nach Ihrem Geschmack anzupassen.
3. Den Mixer auf höchster Stufe laufen lassen, bis eine gleichmäßige, cremige Konsistenz erreicht ist.
4. Den Smoothie in ein Glas gießen und bei Bedarf mit Eiswürfeln servieren.

Nährwertinformationen (pro Portion):

- Kalorien: ca. 250 kcal
- Eiweiß: 5 g
- Fett: 8 g
- Kohlenhydrate: 40 g
- Ballaststoffe: 8 g
- Zucker: 15 g

Portionsgröße: 1 Glas (ca. 300 ml)

Zubereitungszeit: 5 Minuten

Rührei mit Gemüse

Zutaten für Rührei mit Gemüse:

- 2 große Eier
- 1/2 Tasse gehackter Spinat
- 1/4 Tasse fein gewürfelte Paprika
- 1/4 Tasse fein gewürfelte Zwiebel
- 1 Knoblauchzehe, fein gehackt
- 1 Teelöffel Olivenöl
- Salz und Pfeffer nach Geschmack
- Optional: frische Kräuter wie Petersilie oder Schnittlauch

Zubereitungsanleitung:

1. Das Olivenöl in einer Pfanne auf mittlerer Hitze erhitzen.
2. Zwiebeln und Knoblauch hinzufügen und anbraten, bis sie weich sind.
3. Paprika und Spinat dazugeben und etwa 2-3 Minuten kochen lassen, bis der Spinat welk ist.
4. In der Zwischenzeit die Eier in einer Schüssel schlagen und mit Salz und Pfeffer würzen.
5. Die geschlagenen Eier über das Gemüse in der Pfanne gießen.
6. Die Eier und das Gemüse sanft rühren, bis die Eier gestockt und vollständig gekocht sind.

7. Mit frischen Kräutern garnieren und sofort servieren.

Nährwertinformationen pro Portion:

- Kalorien: ca. 200 kcal
- Proteine: 12 g
- Fette: 14 g (davon gesättigte Fettsäuren: 3 g)
- Kohlenhydrate: 6 g
- Ballaststoffe: 2 g

Portionsgröße:

- Diese Zubereitung ergibt eine Portion Rührei mit Gemüse.

Kochzeit:

- Die Gesamtkochzeit beträgt etwa 10 Minuten.

Chia-Pudding mit Früchten

Zutaten:

- 3 Esslöffel Chia-Samen
- 250 ml ungesüßte Mandelmilch oder eine andere Pflanzenmilch
- 1 Teelöffel Honig oder Ahornsirup (optional, je nach Süßungsgrad)
- 1/2 Teelöffel Vanilleextrakt
- 1/2 Tasse frische Beeren (z.B. Erdbeeren, Blaubeeren, Himbeeren)
- 1 Esslöffel gehackte Nüsse oder Mandeln (optional für zusätzlichen Crunch)

Anleitung:

1. Die Chia-Samen in eine mittelgroße Schüssel geben.
2. Die Mandelmilch, den Honig (falls verwendet) und den Vanilleextrakt zu den Chia-Samen hinzufügen.
3. Alles gut umrühren, damit sich die Chia-Samen gleichmäßig in der Flüssigkeit verteilen.
4. Die Mischung abdecken und mindestens 4 Stunden oder über Nacht im Kühlschrank quellen lassen. Die Samen absorbieren die Flüssigkeit und verwandeln sich in ein gelartiges Pudding.

5. Vor dem Servieren den Chia-Pudding gut umrühren, um eine gleichmäßige Konsistenz zu gewährleisten.

6. Die frischen Beeren und optional gehackte Nüsse oder Mandeln auf den Pudding geben.

Nährwertinformationen (pro Portion, ohne Nüsse):

- Kalorien: etwa 200
- Eiweiß: 6 g
- Fett: 8 g (davon gesunde Fette)
- Kohlenhydrate: 24 g
- Ballaststoffe: 12 g
- Zucker: 6 g (natürlich aus der Milch und Beeren)

Portionsgröße:

Eine Portion Chia-Pudding entspricht etwa einer halben Tasse oder 200 ml.

Kochzeit:

Die Zubereitung des Puddings dauert etwa 10 Minuten, aber die Ruhezeit im Kühlschrank beträgt mindestens 4 Stunden oder über Nacht.

Vollkornpfannkuchen mit Ahornsirup

Zutaten:

- 1 Tasse Vollkornmehl
- 1 Esslöffel Backpulver
- 1 Prise Salz
- 1 Ei
- 1 Tasse fettarme Milch
- 2 Esslöffel Honig
- 1 Teelöffel Vanilleextrakt
- 1 Teelöffel Olivenöl (zum Braten)
- 2-3 Esslöffel reiner Ahornsirup (für das Servieren)

Anleitung:

1. In einer großen Schüssel das Vollkornmehl, Backpulver und Salz vermengen.

2. In einer separaten Schüssel das Ei leicht schlagen und dann die Milch, Honig und Vanilleextrakt hinzufügen. Gut verrühren.

3. Die feuchten Zutaten langsam zu den trockenen Zutaten geben und alles gut vermischen, bis ein glatter Teig entsteht. Achten Sie darauf, nicht zu stark zu rühren, um die Pfannkuchen fluffig zu halten.

4. Eine Pfanne auf mittlerer Hitze vorheizen und mit etwas Olivenöl einfetten.

5. Eine kleine Menge Teig in die Pfanne geben und gleichmäßig verteilen. Braten, bis sich Blasen auf der Oberfläche bilden und die Unterseite goldbraun ist. Dann wenden und die andere Seite ebenfalls goldbraun braten.

6. Die Pfannkuchen auf einen Teller legen und nach Belieben mit reinem Ahornsirup servieren.

Nährwertangaben (pro Portion, basierend auf 4 Pfannkuchen):

- Kalorien: 220
- Eiweiß: 8 g
- Fett: 4 g
- Kohlenhydrate: 36 g
- Ballaststoffe: 4 g
- Zucker: 10 g

Portionsgröße:

Eine Portion besteht aus etwa zwei Pfannkuchen. Dies kann je nach Appetit und Kalorienbedarf angepasst werden.

Kochzeit:

Die Zubereitung der Pfannkuchen dauert insgesamt etwa 15
Minuten, wobei die Backzeit für jeden Pfannkuchen etwa 2-3
Minuten pro Seite beträgt.

Kapitel 2: Mittagessen

Quinoa-Salat mit Kichererbsen und Gemüse

Zutaten:

- 200 g Quinoa
- 400 g Kichererbsen (gekocht oder aus der Dose, abgespült und abgetropft)
- 1 rote Paprika, gewürfelt
- 1 Gurke, gewürfelt
- 10 Kirschtomaten, halbiert
- 1 kleine rote Zwiebel, fein gehackt
- 2 EL Olivenöl
- Saft von 1 Zitrone
- Eine Handvoll frischer Koriander oder Petersilie, gehackt
- Salz und Pfeffer nach Geschmack

Zubereitung:

1. Quinoa nach Packungsanleitung kochen. Normalerweise wird Quinoa in der doppelten Menge Wasser etwa 15 Minuten lang gekocht, bis das Wasser vollständig absorbiert ist.

2. Während der Quinoa kocht, die Paprika, Gurke, Kirschtomaten und rote Zwiebel in einer großen Schüssel vermischen.

3. Die gekochte Quinoa abkühlen lassen und zu den Gemüsen in die Schüssel geben.

4. Kichererbsen hinzufügen.

5. Olivenöl, Zitronensaft, gehackten Koriander oder Petersilie hinzufügen und alles gut vermischen. Mit Salz und Pfeffer abschmecken.

6. Vor dem Servieren den Salat mindestens 30 Minuten ziehen lassen, damit die Aromen sich entfalten können.

Nährwertangaben pro Portion:

- Kalorien: ca. 350 kcal
- Eiweiß: 15 g
- Fett: 10 g
- Kohlenhydrate: 50 g
- Ballaststoffe: 8 g

Portionsgröße: Für 4 Personen

Kochzeit: 30 Minuten plus 30 Minuten Ruhezeit

Vollkorn-Wraps mit Hühnerbrust und Gemüse

Zutaten:

- 2 Vollkorn-Wraps
- 200 g Hühnerbrust
- 1 rote Paprika, in Streifen geschnitten
- 1 kleine Zucchini, in Scheiben geschnitten
- 1 Karotte, julienne geschnitten
- 50 g Frischkäse, fettarm
- Salz und Pfeffer zum Abschmecken
- 1 TL Olivenöl
- Frische Kräuter nach Wahl (z.B. Petersilie oder Koriander)

Zubereitung:

1. Die Hühnerbrust in einer Pfanne mit Olivenöl bei mittlerer Hitze etwa 10-12 Minuten braten, bis sie durchgegart und leicht gebräunt ist. Anschließend salzen und pfeffern und in dünne Scheiben schneiden.
2. In der gleichen Pfanne die Paprika, Zucchini und Karotte mit etwas zusätzlichem Olivenöl für etwa 5-7 Minuten anbraten, bis das Gemüse weich, aber immer noch knackig ist.
3. Die Vollkorn-Wraps nach Packungsanleitung erwärmen.

4. Jeden Wrap mit einer dünnen Schicht Frischkäse bestreichen.
Die gebratenen Hühnerbrustscheiben und das Gemüse
gleichmäßig auf den Wraps verteilen.
5. Die Wraps vorsichtig aufrollen und diagonal halbieren.

Nährwertinformationen pro Portion:

- Kalorien: ca. 350 kcal
- Proteine: 30 g
- Fett: 10 g (davon gesättigte Fettsäuren: 2 g)
- Kohlenhydrate: 40 g
- Ballaststoffe: 6 g

Portionsgröße:

- 1 Wrap pro Person

Kochzeit:

- Vorbereitungszeit: 10 Minuten
- Kochzeit: 20 Minuten
- Gesamtzeit: 30 Minuten

Linsensuppe mit Karotten und Sellerie

Zutaten:

- 200 g grüne Linsen
- 2 mittelgroße Karotten, gewürfelt
- 2 Stangen Sellerie, gewürfelt
- 1 große Zwiebel, gewürfelt
- 2 Knoblauchzehen, fein gehackt
- 1 Liter Gemüsebrühe
- 2 Lorbeerblätter
- 1 Teelöffel Thymian, getrocknet
- Salz und Pfeffer nach Geschmack
- 1 Esslöffel Olivenöl

Zubereitung:

1. Linsen gründlich waschen und abtropfen lassen.
2. In einem großen Topf das Olivenöl erhitzen und die Zwiebeln und Knoblauch bei mittlerer Hitze anbraten, bis sie weich und glasig sind.
3. Karotten und Sellerie hinzufügen und weitere 5 Minuten dünsten.
4. Die Linsen, Gemüsebrühe, Lorbeerblätter und Thymian hinzufügen. Zum Kochen bringen.
5. Die Hitze reduzieren und die Suppe etwa 30 bis 40 Minuten köcheln lassen, oder bis die Linsen weich sind.

6. Mit Salz und Pfeffer abschmecken. Die Lorbeerblätter vor dem Servieren entfernen.

Nährwertangaben pro Portion:

- Kalorien: ca. 240
- Proteine: 15 g
- Fett: 4 g
- Kohlenhydrate: 35 g
- Ballaststoffe: 9 g

Portionsgröße:

- Die oben genannten Zutaten ergeben etwa 4 Portionen.

Kochzeit:

- Gesamtkochzeit beträgt ca. 50 Minuten.

Gegrillter Fisch mit Gemüse

Zutaten:

- 200 g Weißfisch (z.B. Kabeljau, Tilapia oder Seelachs)
- 1 Zucchini, in Scheiben geschnitten
- 1 rote Paprika, in Streifen geschnitten
- 1 gelbe Paprika, in Streifen geschnitten
- 1 kleine Zwiebel, in Ringe geschnitten
- 2 EL Olivenöl
- Salz und Pfeffer nach Geschmack
- Frische Kräuter (z.B. Petersilie, Dill), zum Garnieren

Zubereitung:

1. Heizen Sie den Grill auf mittlere Hitze vor.
2. Bestreichen Sie den Fisch und das Gemüse leicht mit Olivenöl und würzen Sie beides mit Salz und Pfeffer.
3. Legen Sie den Fisch und das Gemüse auf den Grill. Grillen Sie den Fisch etwa 3-4 Minuten auf jeder Seite, bis er durchgegart ist und leicht zu flaken beginnt.
4. Das Gemüse gleichzeitig grillen, bis es weich und leicht verkohlt ist, etwa 6-8 Minuten.
5. Nehmen Sie den Fisch und das Gemüse vom Grill und arrangieren Sie sie auf einem Teller. Garnieren Sie mit frischen Kräutern.

Nährwertangaben pro Portion:

- Kalorien: 280 kcal
- Proteine: 34 g
- Fette: 10 g
- Kohlenhydrate: 12 g
- Ballaststoffe: 3 g

Portion:

- Die oben angegebenen Zutaten und Nährwertangaben sind für eine Person berechnet.

Zubereitungszeit:

- Vorbereitungszeit: 10 Minuten
- Koch-/Grillzeit: 10-12 Minuten
- Gesamtzeit: ca. 20-22 Minuten

Couscous-Salat mit Feta und Tomaten

Zutaten:

- 150 g Vollkorn-Couscous
- 200 ml heiße Gemüsebrühe (natriumarm)
- 100 g Feta, gewürfelt
- 200 g Kirschtomaten, halbiert
- 50 g schwarze Oliven, entsteint und halbiert
- 1 rote Zwiebel, fein gewürfelt
- 2 EL Olivenöl extra vergine
- Saft von 1 Zitrone
- Eine Handvoll frischer Basilikum, grob gehackt
- Salz und Pfeffer zum Abschmecken

Zubereitung:

1. Gießen Sie die heiße Gemüsebrühe über den Couscous in einer Schüssel. Decken Sie die Schüssel ab und lassen Sie den Couscous für 5-10 Minuten quellen, bis er die ganze Flüssigkeit aufgenommen hat.
2. Fluffen Sie den Couscous mit einer Gabel auf und lassen Sie ihn etwas abkühlen.
3. In einer großen Schüssel vermischen Sie den abgekühlten Couscous mit Feta, Tomaten, Oliven und roter Zwiebel.
4. In einer kleinen Schüssel verrühren Sie Olivenöl, Zitronensaft, Salz und Pfeffer zu einem Dressing.

5. Gießen Sie das Dressing über den Salat und mischen Sie gut durch.

6. Bestreuen Sie den Salat vor dem Servieren mit frischem Basilikum.

Nährwertinformationen pro Portion:

- Kalorien: 320 kcal
- Eiweiß: 9 g
- Kohlenhydrate: 40 g
- Fette: 14 g
- Ballaststoffe: 6 g

Portionsgröße: Für eine Person

Kochzeit: Die Zubereitung des Salates dauert etwa 20 Minuten.

Tofu-Stir-Fry mit Brokkoli und Paprika

Zutaten:

- 200 g fester Tofu, abgetropft und in Würfel geschnitten
- 200 g Brokkoli, in Röschen geschnitten
- 1 rote Paprika, in Streifen geschnitten
- 1 gelbe Paprika, in Streifen geschnitten
- 2 EL Sojasauce (natriumarm)
- 1 TL Sesamöl
- 1 Knoblauchzehe, fein gehackt
- 1 kleines Stück Ingwer, fein gehackt
- 1 TL Speisestärke, gelöst in 2 EL Wasser
- Frischer Koriander zum Garnieren

Zubereitung:

1. Tofu in einer beschichteten Pfanne ohne Öl goldbraun anbraten und beiseite stellen.
2. Sesamöl in der Pfanne erhitzen und Knoblauch sowie Ingwer kurz anbraten.
3. Brokkoli und Paprikastreifen hinzufügen und bei mittlerer Hitze 5-7 Minuten anbraten, bis das Gemüse knusprig-tender ist.
4. Tofu, Sojasauce und die aufgelöste Speisestärke hinzufügen. Alles gut vermengen und weitere 2-3 Minuten kochen, bis die Sauce leicht eingedickt ist.
5. Mit frischem Koriander garnieren und sofort servieren.

Nährwertinformationen pro Portion:

- Kalorien: ca. 250 kcal
- Proteine: 18 g
- Fette: 10 g (gesättigte Fettsäuren: 1,5 g)
- Kohlenhydrate: 20 g
- Ballaststoffe: 5 g
- Zucker: 6 g
- Natrium: 400 mg

Portionsgröße: 1 Portion entspricht etwa 400 g fertigem Gericht.

Zubereitungs- und Kochzeit:

- Vorbereitungszeit: 10 Minuten
- Kochzeit: 15 Minuten
- Gesamtzeit: 25 Minuten

Vollkornpasta mit Tomatensauce und Basilikum

Zutaten:

- 200 g Vollkornpasta
- 400 g frische Tomaten, gehackt
- 1 Zwiebel, fein gewürfelt
- 2 Knoblauchzehen, fein gehackt
- 10 frische Basilikumblätter, grob gehackt
- 2 EL Olivenöl
- Salz und Pfeffer nach Geschmack

Zubereitung:

1. Die Vollkornpasta in einem großen Topf mit kochendem Salzwasser gemäß den Anweisungen auf der Verpackung kochen, bis sie al dente sind.
2. Während die Pasta kocht, das Olivenöl in einer Pfanne erhitzen. Zwiebeln und Knoblauch hinzufügen und bei mittlerer Hitze glasig dünsten.
3. Die gehackten Tomaten zu den Zwiebeln und dem Knoblauch geben. Die Sauce mit Salz und Pfeffer würzen und etwa 10 Minuten köcheln lassen, bis sie eingedickt ist.
4. Die gekochte Pasta abgießen und in die Pfanne mit der Tomatensauce geben. Gut umrühren, damit die Pasta gleichmäßig mit der Sauce bedeckt ist.

5. Das Gericht vom Herd nehmen und frisches Basilikum
unterrühren.

Nährwertangaben pro Portion:

- Kalorien: 350 kcal
- Protein: 12 g
- Fett: 7 g (davon gesättigte Fettsäuren: 1 g)
- Kohlenhydrate: 62 g
- Ballaststoffe: 8 g
- Zucker: 8 g

Portionsgröße:

Die obigen Nährwertangaben gelten für eine Portion, die etwa
250 g gekochte Pasta mit Sauce entspricht.

Kochzeit:

Die Gesamtzubereitungszeit beträgt etwa 25 Minuten, was dieses
Gericht zu einem schnellen und praktischen Mittagessen macht.

Kapitel 3: Abendessen

Gebratene Putenbrust mit Süßkartoffeln

Zutaten:

- 150 g Putenbrust
- 1 große Süßkartoffel
- 1 EL Olivenöl
- Salz und Pfeffer nach Geschmack
- 1 TL getrockneter Rosmarin
- 1/2 TL Knoblauchpulver
- Frische Kräuter (optional, zum Garnieren)

Zubereitung:

1. Den Ofen auf 200 Grad Celsius vorheizen.
2. Die Süßkartoffel schälen und in Würfel schneiden.
3. Die Süßkartoffelwürfel auf ein Backblech geben, mit der Hälfte des Olivenöls beträufeln und mit Salz und Pfeffer würzen.
4. Die Putenbrust mit dem restlichen Olivenöl einreiben und mit Rosmarin, Knoblauchpulver sowie Salz und Pfeffer würzen.
5. Die gewürzte Putenbrust auf ein separates Backblech legen.
6. Beide Bleche in den Ofen geben und etwa 25-30 Minuten backen, bis die Süßkartoffeln weich und die Putenbrust vollständig gegart ist.

7. Vor dem Servieren die Putenbrust in Scheiben schneiden und mit den Süßkartoffeln anrichten. Mit frischen Kräutern garnieren.

Nährwertinformationen pro Portion:

- Kalorien: ca. 320 kcal
- Proteine: 24 g
- Fette: 9 g (davon gesättigte Fettsäuren: 1,5 g)
- Kohlenhydrate: 33 g (davon Zucker: 7 g)
- Ballaststoffe: 5 g
- Natrium: 70 mg

Portionsgröße: 1 Portion
Zubereitungszeit: 10 Minuten
Kochzeit: 30 Minuten
Gesamtzeit: 40 Minuten

Gemüsecurry mit braunem Reis

Zutaten:

- 1 Tasse brauner Reis
- 200 ml Kokosmilch
- 200 g Brokkoli, in Röschen geschnitten
- 1 rote Paprika, in Streifen geschnitten
- 1 Zucchini, gewürfelt
- 1 Karotte, in dünne Scheiben geschnitten
- 1 kleine Zwiebel, gewürfelt
- 2 Knoblauchzehen, fein gehackt
- 1 EL frischer Ingwer, gerieben
- 2 EL Currypulver
- 1 TL Kurkuma
- Salz und Pfeffer nach Geschmack
- Frischer Koriander zum Garnieren
- 1 EL Olivenöl

Zubereitung:

1. Den braunen Reis nach Packungsanleitung kochen.
2. Während der Reis kocht, das Olivenöl in einer großen Pfanne erhitzen und Zwiebel, Knoblauch und Ingwer bei mittlerer Hitze anbraten, bis sie weich sind.
3. Currypulver und Kurkuma hinzufügen und eine Minute lang rühren, um die Aromen freizusetzen.

4. Brokkoli, Paprika, Zucchini und Karotten in die Pfanne geben und gut umrühren, damit das Gemüse mit den Gewürzen überzogen wird.

5. Kokosmilch dazugießen und das Curry zum Köcheln bringen. Etwa 10 Minuten köcheln lassen, bis das Gemüse weich, aber noch bissfest ist.

6. Mit Salz und Pfeffer abschmecken.

7. Das Gemüsecurry über den gekochten braunen Reis geben und mit frischem Koriander garnieren.

Nährwertangaben pro Portion:

- Kalorien: ca. 350
- Protein: 8 g
- Fette: 14 g
- Kohlenhydrate: 50 g
- Ballaststoffe: 8 g

Portionsgröße: Diese Rezeptmenge reicht für zwei Portionen.

Kochzeit: Die Gesamtzeit für die Zubereitung beträgt ungefähr 30 Minuten.

Gegrilltes Hühnchen mit Quinoa und Gemüse

Zutaten:

- 200 g Hühnerbrustfilet
- 100 g Quinoa
- 200 g gemischtes Gemüse (z.B. Brokkoli, Karotten und Zucchini)
- 1 EL Olivenöl
- Salz und Pfeffer zum Würzen
- 1 TL getrocknete Kräuter (z.B. Thymian oder Rosmarin)

Anleitung:

1. Quinoa unter fließendem Wasser abspülen und nach Packungsanweisung zubereiten. In der Regel benötigt Quinoa etwa 15 Minuten, um zu kochen.
2. Während die Quinoa kocht, das Gemüse in mundgerechte Stücke schneiden.
3. Hühnerbrustfilet mit Olivenöl bestreichen und mit Salz, Pfeffer und getrockneten Kräutern würzen.
4. Eine Grillpfanne erhitzen und das Hühnerbrustfilet von beiden Seiten je 4-5 Minuten grillen, bis es durchgegart ist.
5. In der gleichen Pfanne das Gemüse kurz anbraten, bis es leicht gebräunt und bissfest ist.
6. Das gegrillte Hühnchen zusammen mit der Quinoa und dem Gemüse auf einem Teller anrichten.

Nährwertangaben (pro Portion):

- Kalorien: ca. 350 kcal
- Eiweiß: 35 g
- Kohlenhydrate: 40 g
- Fette: 10 g
- Ballaststoffe: 5 g

Portionsgröße:

Diese Rezeptangaben gelten für eine Person.

Kochzeit:

Die Gesamtkochzeit beträgt etwa 30 Minuten.

Lachsfilet mit Spargel

Zutaten:

- 200 g Lachsfilet
- 200 g frischer grüner Spargel
- 1 EL Olivenöl
- Salz und frisch gemahlener schwarzer Pfeffer
- 1 Zitrone (Saft und Abrieb)
- Einige frische Dillzweige

Zubereitung:

1. Den Ofen auf 200°C vorheizen.
2. Den Spargel waschen und die holzigen Enden abschneiden. Die Spargelstangen mit Olivenöl beträufeln, salzen und pfeffern.
3. Den Spargel auf ein mit Backpapier ausgelegtes Backblech legen und im vorgeheizten Ofen etwa 10 Minuten rösten, bis er leicht weich ist.
4. Währenddessen das Lachsfilet unter kaltem Wasser abspülen, trocken tupfen und mit Salz und Pfeffer würzen. Mit Zitronensaft beträufeln und mit Dill bestreuen.
5. Den Lachs nach 10 Minuten zu dem Spargel auf das Backblech legen und weitere 10-12 Minuten garen, oder bis der Lachs durchgegart ist und der Spargel zart ist.
6. Den Lachs und Spargel mit Zitronenabrieb garnieren und sofort servieren.

Nährwertangaben pro Portion:

- Kalorien: 295 kcal
- Protein: 23 g
- Fett: 20 g
- Kohlenhydrate: 5 g
- Ballaststoffe: 2 g

Portionsgröße: 1 Portion entspricht einem 200 g Lachsfilet und 200 g Spargel.

Zubereitungszeit: Vorbereitungszeit ca. 5 Minuten, Koch-/Backzeit ca. 20-22 Minuten.

Gefüllte Paprika mit Quinoa und Bohnen

Zutaten:

- 4 große rote Paprikaschoten
- 150 g Quinoa
- 1 Dose schwarze Bohnen (abgetropft und gespült)
- 1 kleine Zwiebel, gewürfelt
- 2 Knoblauchzehen, fein gehackt
- 1 Dose gehackte Tomaten
- 1 Teelöffel Kreuzkümmel
- 1 Teelöffel Paprikapulver
- 1/2 Teelöffel Salz
- 1/4 Teelöffel frisch gemahlener schwarzer Pfeffer
- 2 Esslöffel Olivenöl
- Frische Petersilie oder Koriander zum Garnieren

Zubereitung:

1. Den Ofen auf 190°C vorheizen. Die Paprikaschoten halbieren und die Kerne entfernen. Die Hälften in eine Auflaufform legen.
2. Quinoa gemäß der Packungsanweisung kochen. Währenddessen Olivenöl in einer Pfanne erhitzen und Zwiebel sowie Knoblauch darin anbraten, bis sie glasig sind.
3. Schwarze Bohnen, gekochte Quinoa, gehackte Tomaten, Kreuzkümmel, Paprikapulver, Salz und Pfeffer hinzufügen. Alles

gut vermischen und einige Minuten köcheln lassen, bis die Mischung durchgewärmt ist.

4. Die Quinoa-Bohnen-Mischung gleichmäßig auf die Paprikahälften verteilen. Die gefüllten Paprika mit Alufolie abdecken und im vorgeheizten Ofen etwa 20 Minuten backen.

5. Die Folie entfernen und weitere 10 Minuten backen, bis die Paprikaschoten weich sind.

6. Vor dem Servieren mit frischer Petersilie oder Koriander garnieren.

Nährwertangaben pro Portion:

- Kalorien: 250 kcal

- Proteine: 9 g

- Fette: 7 g

- Kohlenhydrate: 38 g

- Ballaststoffe: 9 g

Portionsgröße: 1 gefüllte Paprikahälfte

Kochzeit: Ca. 40 Minuten (20 Minuten Vorbereitungszeit + 20 Minuten Backzeit)

Zucchini-Nudeln mit Pesto

Zutaten:

- 2 große Zucchini, spiralförmig in Nudeln geschnitten
- 1 Tasse frisches Basilikum
- 2 Knoblauchzehen
- 30 Gramm Pinienkerne
- 50 Gramm geriebener Parmesan
- 60 ml Olivenöl
- Salz und Pfeffer nach Geschmack

Zubereitungsanleitung:

1. Für das Pesto das Basilikum, den Knoblauch, die Pinienkerne und den Parmesan in einen Mixer geben. Während des Mixens langsam das Olivenöl hinzufügen, bis eine gleichmäßige Paste entsteht. Mit Salz und Pfeffer abschmecken.
2. Die Zucchini mit einem Spiralschneider in Nudelform bringen.
3. Die Zucchini-Nudeln in einer großen Pfanne bei mittlerer Hitze etwa 2-3 Minuten anbraten, bis sie erwärmt sind, aber noch Biss haben.
4. Das Pesto über die Zucchini-Nudeln geben und gut vermischen, bis alles gleichmäßig bedeckt ist.
5. Sofort servieren.

Nährwertinformationen pro Portion:

- Kalorien: ca. 250 kcal

- Eiweiß: 6 g

- Fett: 20 g

- Kohlenhydrate: 10 g

- Ballaststoffe: 3 g

Portionsgröße:

- Das Rezept ergibt etwa 2 Portionen.

Kochzeit:

- Vorbereitungszeit: 10 Minuten

- Kochzeit: 5 Minuten

- Gesamtzeit: 15 Minuten

Rindersteak mit gebratenem Gemüse

Zutaten:

- 150 g Rindersteak (mager)
- 1 rote Paprika, in Streifen geschnitten
- 1 Zucchini, in Halbmonde geschnitten
- 1 kleine rote Zwiebel, in Spalten geschnitten
- 2 Knoblauchzehen, fein gehackt
- 2 EL Olivenöl
- Salz und Pfeffer nach Geschmack
- Frische Kräuter (z.B. Rosmarin oder Thymian) zum Garnieren

Zubereitung:

1. Das Rindersteak mit Salz und Pfeffer würzen. In einer Pfanne 1 EL Olivenöl auf mittlerer Hitze erhitzen und das Steak von beiden Seiten je 3-4 Minuten braten, bis es den gewünschten Gargrad erreicht hat. Anschließend aus der Pfanne nehmen und warmhalten.
2. In der gleichen Pfanne das restliche Olivenöl erhitzen. Zwiebeln, Knoblauch, Paprika und Zucchini hinzufügen und bei mittlerer Hitze etwa 6-8 Minuten braten, bis das Gemüse weich und leicht gebräunt ist.
3. Das Gemüse mit Salz und Pfeffer abschmecken und mit frischen Kräutern garnieren.

4. Das Steak in Scheiben schneiden und zusammen mit dem gebratenen Gemüse servieren.

Nährwertangaben pro Portion:

- Kalorien: ca. 350 kcal
- Proteine: 26 g
- Fett: 22 g (davon gesättigte Fettsäuren: 5 g)
- Kohlenhydrate: 12 g
- Ballaststoffe: 3 g

Portionsgröße:

- Für 1 Person

Zubereitungszeit:

- Vorbereitung: 10 Minuten
- Kochzeit: 20 Minuten
- Gesamtzeit: 30 Minuten

Kapitel 5: Snacks

Hummus mit Gemüsesticks

Zutaten:

- 400 g Kichererbsen (aus der Dose, abgespült und abgetropft)
- 2 EL Tahini (Sesampaste)
- 2 Knoblauchzehen, geschält
- Saft von 1 Zitrone
- 2 EL Olivenöl
- Salz und Pfeffer nach Geschmack
- 1 TL Kreuzkümmel
- Wasser nach Bedarf
- Verschiedene Gemüsesticks (Karotten, Gurken, Paprika, Sellerie), zum Dippen

Zubereitung:

1. Kichererbsen, Tahini, Knoblauch, Zitronensaft, Olivenöl, Salz, Pfeffer und Kreuzkümmel in einen Mixer oder eine Küchenmaschine geben.
2. Die Zutaten zu einer glatten Paste verarbeiten. Bei Bedarf Wasser hinzufügen, um die gewünschte Konsistenz zu erreichen.
3. Den Hummus in eine Schüssel geben und mit einem Schuss Olivenöl und einer Prise Kreuzkümmel garnieren.
4. Das Gemüse waschen, schälen und in Sticks schneiden.

5. Den Hummus mit den Gemüsesticks servieren.

Nährwertinformationen pro Portion:

- Kalorien: ca. 150
- Proteine: 6 g
- Fette: 8 g
- Kohlenhydrate: 13 g
- Ballaststoffe: 4 g

Portionsgröße: 1 kleine Schüssel Hummus mit etwa 200 g Gemüsesticks.

Kochzeit: Die Zubereitung des Hummus dauert etwa 10 Minuten. Die Vorbereitung der Gemüsesticks kann je nach Menge und Art des Gemüses weitere 5-10 Minuten in Anspruch nehmen.

Apfelscheiben mit Mandelbutter

Zutaten:

- 1 mittelgroßer Apfel
- 2 Esslöffel Mandelbutter

Zubereitungsanleitung:

1. Den Apfel gründlich waschen und in dünne Scheiben schneiden. Dabei das Kerngehäuse entfernen.
2. Die Mandelbutter gleichmäßig auf den Apfelscheiben verteilen.

Nährwertangaben:

- Kalorien: ca. 280 kcal pro Portion
- Proteine: 8 g
- Fett: 18 g (davon gesättigte Fettsäuren: 1,5 g)
- Kohlenhydrate: 24 g (davon Zucker: 18 g)
- Ballaststoffe: 5 g

Portionsgröße:

- 1 Portion entspricht einem mittelgroßen Apfel mit 2 Esslöffeln Mandelbutter.

Zubereitungszeit:

- Vorbereitungszeit: 5 Minuten
- Gesamtzeit: 5 Minuten

Naturjoghurt mit Honig und Nüssen

Zutaten:

- 150 g Naturjoghurt (vorzugsweise fettarm)
- 1 Esslöffel Honig
- Eine Handvoll gemischte Nüsse (Mandeln, Walnüsse, Pekannüsse), grob gehackt

Anleitung:

1. Den Naturjoghurt in eine kleine Schüssel geben.
2. Den Honig über den Joghurt träufeln.
3. Die gehackten Nüsse über den mit Honig beträufelten Joghurt streuen.
4. Alles vorsichtig umrühren, um die Zutaten gleichmäßig zu verteilen.

Nährwertangaben pro Portion:

- Kalorien: etwa 220 kcal
- Eiweiß: 10 g
- Fett: 12 g (davon gesättigte Fettsäuren: 2 g)
- Kohlenhydrate: 20 g (davon Zucker: 18 g)
- Ballaststoffe: 2 g

Portionsgröße:

- Diese Zutatenmengen sind für eine Portion gedacht.

Zubereitungszeit:

- Die Vorbereitung dauert etwa 5 Minuten.

Gemüsesmoothie

Zutaten:

- 1 Handvoll frischer Spinat
- 1/2 Gurke, geschält und gehackt
- 1 grüner Apfel, entkernt und gehackt
- 1/2 reife Avocado, entkernt und geschält
- 1 Karotte, geschält und gehackt
- 200 ml Kokoswasser oder stilles Wasser
- Ein paar Blätter frische Minze
- 1 Teelöffel Chiasamen
- Eiswürfel (optional)

Zubereitung:

1. Alle festen Zutaten gründlich waschen. Den Apfel und die Gurke entkernen bzw. schälen und zusammen mit der Karotte und dem Spinat grob hacken.
2. Die gehackten Zutaten zusammen mit der Avocado und den Minzblättern in einen leistungsstarken Mixer geben.
3. Kokoswasser hinzufügen, um die Mischung zu erleichtern. Je nach gewünschter Konsistenz kann die Menge angepasst werden.
4. Chiasamen hinzufügen, um zusätzliche Ballaststoffe und Omega-3-Fettsäuren einzubringen.

5. Alles zu einer glatten Masse vermixen. Bei Bedarf Eiswürfel hinzufügen und nochmals kurz durchmixen, um den Smoothie zu kühlen.

6. Sofort servieren, um die maximale Menge an Nährstoffen zu erhalten.

Nährwertinformationen pro Portion:

- Kalorien: ca. 180 kcal
- Proteine: 3 g
- Fett: 7 g
- Kohlenhydrate: 28 g
- Ballaststoffe: 8 g

Portionsgröße:

- Dieses Rezept ergibt etwa 500 ml Smoothie, ideal für eine Person als Snack.

Zubereitungszeit:

- Die Zubereitung dauert insgesamt etwa 10 Minuten.

Zutaten:

- 30 Gramm ganze, ungesalzene Mandeln

Anweisungen:

1. Wählen Sie hochwertige, rohe und ungesalzene Mandeln.
2. Messen Sie eine Handvoll Mandeln ab, was etwa 30 Gramm entspricht.
3. Die Mandeln können roh verzehrt oder für zusätzlichen Geschmack leicht in einer trockenen Pfanne geröstet werden. Achten Sie darauf, dass sie nicht verbrennen.
4. Lassen Sie die Mandeln nach dem Rösten abkühlen und genießen Sie sie als nahrhaften Snack.

Nährwertangaben (pro Portion):

- Kalorien: ca. 170 kcal
- Protein: 6 g
- Fett: 15 g (davon gesättigte Fettsäuren: 1 g)
- Kohlenhydrate: 6 g (davon Zucker: 1 g)
- Ballaststoffe: 3.5 g

Portionsgröße:

- Eine Portion entspricht einer Handvoll oder etwa 30 Gramm Mandeln.

Zubereitungszeit:

- Keine Kochzeit erforderlich; optional 2-3 Minuten zum Rösten in der Pfanne.

Zutaten:

- 200 Gramm gefrorene Edamame (in der Schote)
- 1 Teelöffel Meersalz
- Optional: Eine Prise Chili-Flocken für zusätzliche Würze

Zubereitungsanleitung:

1. Bringen Sie einen Topf mit Wasser zum Kochen.
2. Geben Sie die gefrorenen Edamame in das kochende Wasser.
3. Lassen Sie die Edamame für etwa 5 bis 6 Minuten kochen, bis sie weich, aber immer noch bissfest sind.
4. Gießen Sie das Wasser ab und bestreuen Sie die warmen Edamame mit Meersalz und optional Chili-Flocken.
5. Servieren Sie die Edamame warm oder bei Raumtemperatur.

Nährwertinformationen (pro Portion):

- Kalorien: etwa 120 kcal
- Protein: 11 g
- Fett: 5 g
- Kohlenhydrate: 9 g
- Ballaststoffe: 4 g

Portionsgröße:

- Eine Portion entspricht etwa 200 Gramm Edamame, was für
eine Person als Snack ideal ist.

Kochzeit:
- Die gesamte Kochzeit für Edamame beträgt etwa 5 bis 6
Minuten, was sie zu einem schnellen und einfachen Snack macht.

Gemüsesalat mit Zitronendressing

Zutaten:

- 1 Gurke, gewürfelt
- 2 Karotten, geschält und geraspelt
- 1 rote Paprika, gewürfelt
- 1 kleine rote Zwiebel, fein gehackt
- 150 g Cherrytomaten, halbiert
- Frischer Koriander oder Petersilie, gehackt
- 2 Esslöffel Olivenöl
- Saft einer Zitrone
- 1 Teelöffel Dijon-Senf
- Salz und Pfeffer zum Abschmecken

Zubereitung:

1. In einer großen Schüssel Gurke, Karotten, Paprika, Zwiebel und Cherrytomaten mischen.
2. In einer kleinen Schüssel Olivenöl, Zitronensaft und Dijon-Senf zu einem Dressing verrühren. Mit Salz und Pfeffer abschmecken.
3. Das Dressing über das Gemüse gießen und alles gut vermischen, bis das Gemüse gleichmäßig mit dem Dressing bedeckt ist.
4. Den gehackten Koriander oder die Petersilie hinzufügen und nochmals umrühren.

5. Vor dem Servieren den Salat etwa 10 Minuten ziehen lassen, damit die Aromen sich entfalten können.

Nährwertangaben pro Portion:

- Kalorien: ca. 120 kcal
- Proteine: 2 g
- Fett: 7 g
- Kohlenhydrate: 13 g
- Ballaststoffe: 4 g

Portionsgröße:

- Dieses Rezept ergibt etwa 4 Portionen.

Kochzeit:

- Die Vorbereitungszeit beträgt etwa 15 Minuten.
- Keine Kochzeit erforderlich.

Kapitel 5: Desserts

Obstsalat mit Minze

Zutaten:

- 1 Apfel, gewürfelt
- 1 Birne, gewürfelt
- 1 Orange, geschält und in Stücke geschnitten
- 1 Tasse Erdbeeren, halbiert
- 1 Tasse Heidelbeeren
- 1 EL frische Minzblätter, fein gehackt
- 1 TL Honig (optional)
- 1 TL Zitronensaft

Anleitung:

1. Alle Früchte gründlich waschen und vorbereiten. Den Apfel und die Birne in kleine Würfel schneiden, die Orange schälen und in Stücke schneiden, und die Erdbeeren halbieren.
2. In einer großen Schüssel die vorbereiteten Früchte zusammengeben.
3. Den Zitronensaft über die Früchte geben, um den Geschmack zu intensivieren und das Braunwerden der Früchte zu verhindern.
4. Die frischen Minzblätter fein hacken und zu den Früchten hinzufügen.

5. Bei Bedarf einen Teelöffel Honig hinzufügen, um eine leichte Süße zu erreichen.

6. Alles gut vermengen, bis die Zutaten gleichmäßig verteilt sind.

7. Den Obstsalat vor dem Servieren etwa 15 Minuten im Kühlschrank kühlen, damit sich die Aromen gut entfalten können.

Nährwertangaben (pro Portion, basierend auf 4 Portionen):

- Kalorien: ca. 100 kcal
- Kohlenhydrate: ca. 25 g
- Eiweiß: ca. 1 g
- Fett: ca. 0,5 g
- Ballaststoffe: ca. 4 g
- Zucker: ca. 20 g

Portionsgröße:

Eine Portion beträgt etwa 1 Tasse Obstsalat.

Kochzeit:

Die Zubereitungszeit beträgt etwa 10 Minuten, plus zusätzliche 15 Minuten im Kühlschrank zum Kühlen.

Dunkle Schokolade und Beeren

Zutaten:

- 100 g dunkle Schokolade (mindestens 70% Kakao)
- 1 Tasse gemischte Beeren (z.B. Himbeeren, Heidelbeeren, Erdbeeren)
- 1 Teelöffel Honig (optional, für zusätzliche Süße)
- Ein paar Minzblätter (zur Dekoration)

Anleitung:

1. Die dunkle Schokolade in kleine Stücke brechen und in einer hitzebeständigen Schüssel über einem Wasserbad schmelzen. Dabei gelegentlich umrühren, bis die Schokolade vollständig geschmolzen und glatt ist.
2. Die Beeren gründlich waschen und trocken tupfen. Wenn große Beeren wie Erdbeeren verwendet werden, können sie in kleinere Stücke geschnitten werden.
3. Die geschmolzene Schokolade gleichmäßig auf den Beeren verteilen. Wenn gewünscht, einen Teelöffel Honig über die Schokolade träufeln, um zusätzliche Süße hinzuzufügen.
4. Die Schokolade fest werden lassen, entweder bei Raumtemperatur oder im Kühlschrank, bis die Schokolade vollständig ausgehärtet ist.
5. Die Beeren auf einen Servierteller anrichten und nach Belieben mit frischen Minzblättern garnieren.

Nährwertangaben (pro Portion):

- Kalorien: ca. 150 kcal
- Fett: 10 g
- Kohlenhydrate: 15 g
- Ballaststoffe: 4 g
- Zucker: 8 g
- Eiweiß: 2 g

Portionsgröße:

Die angegebene Menge reicht für etwa 2-3 Portionen, je nach Größe der Beeren und der Menge an Schokolade, die verwendet wird.

Kochzeit:

- Vorbereitung: 10 Minuten
- Kühlzeit: 15-30 Minuten (je nachdem, ob im Kühlschrank oder bei Raumtemperatur gekühlt wird)

Gebackener Apfel mit Zim

Zutaten:

- 4 mittelgroße Äpfel (idealerweise Sorten wie Boskop oder Granny Smith)
- 2 Esslöffel Zimt
- 1 Esslöffel Honig oder Ahornsirup
- 2 Esslöffel gehackte Walnüsse oder Mandeln
- 1/4 Tasse Rosinen oder getrocknete Cranberries
- 1 Teelöffel Vanilleextrakt
- 1/4 Tasse Wasser

Zubereitung:

1. Heizen Sie den Ofen auf 180 Grad Celsius vor.
2. Waschen und entkernen Sie die Äpfel vorsichtig. Verwenden Sie einen Apfelausstecher oder einen kleinen Löffel, um das Kerngehäuse zu entfernen, ohne die Äpfel zu durchbohren.
3. Mischen Sie in einer kleinen Schüssel den Zimt, den Honig oder Ahornsirup, die gehackten Nüsse, die Rosinen oder Cranberries und den Vanilleextrakt, um eine Füllung zu erhalten.
4. Füllen Sie die vorbereiteten Äpfel mit der Zimt-Nuss-Mischung.

5. Platzieren Sie die gefüllten Äpfel in einer Auflaufform und gießen Sie das Wasser in die Form, um ein Anbrennen zu verhindern und die Äpfel saftig zu halten.
6. Decken Sie die Auflaufform mit Alufolie ab und backen Sie die Äpfel 30 Minuten lang.
7. Entfernen Sie die Folie und backen Sie die Äpfel weitere 10-15 Minuten, bis sie weich und leicht karamellisiert sind.

Nährwertinformationen (pro Portion, basierend auf einem Apfel):

- Kalorien: etwa 150 kcal
- Eiweiß: 2 g
- Kohlenhydrate: 35 g
- Fett: 3 g
- Ballaststoffe: 5 g
- Zucker: 25 g

Portionsgröße:

Eine Portion besteht aus einem gebackenen Apfel. Dieses Dessert ist ideal, um den Süßhunger zu stillen, ohne die Diätziele zu gefährden. Es kann als einzelnes Dessert serviert oder mit einer kleinen Portion griechischem Joghurt als zusätzliches Topping ergänzt werden, um den Proteinanteil zu erhöhen.

Kochzeit:

Die gesamte Kochzeit beträgt etwa 45-55 Minuten. Dabei sollten die Äpfel zunächst 30 Minuten unter Alufolie und anschließend weitere 10-15 Minuten ohne Abdeckung gebacken werden, um eine schöne Karamellisierung zu erzielen.

Griechischer Joghurt mit Honig und Nüssen

Zutaten:

- 200 g griechischer Joghurt (fettarm oder vollfett, je nach Vorliebe)
- 1-2 Esslöffel Honig (nach Geschmack)
- 2 Esslöffel Nüsse (z. B. Walnüsse, Mandeln oder Haselnüsse), grob gehackt

Zubereitung:

1. Den griechischen Joghurt in eine Schüssel geben. Achten Sie darauf, dass der Joghurt gut gekühlt ist, um die beste Konsistenz und Frische zu gewährleisten.
2. Den Honig über den Joghurt träufeln. Je nach Vorliebe können Sie mehr oder weniger Honig verwenden, um die Süße anzupassen.
3. Die gehackten Nüsse gleichmäßig über den Joghurt streuen. Dies sorgt für zusätzlichen Crunch und Geschmack.
4. Gut umrühren, wenn gewünscht, um die Nüsse und den Honig gleichmäßig zu verteilen, oder einfach genießen, wie es ist.

Nährwertangaben (pro Portion, basierend auf der Verwendung von

200 g Joghurt, 1 Esslöffel Honig und 2 Esslöffeln Nüssen):

- Kalorien: ca. 250 kcal
- Eiweiß: ca. 15 g
- Kohlenhydrate: ca. 20 g (davon Zucker: ca. 15 g, hauptsächlich aus Honig)
- Fett: ca. 15 g (davon gesättigte Fette: ca. 2 g, abhängig von der Wahl der Nüsse)
- Ballaststoffe: ca. 3 g

Portionsgröße:

Eine Portion dieses Desserts besteht aus etwa 200 g griechischem Joghurt, was einer durchschnittlichen Schale entspricht. Dies bietet eine sättigende und nährstoffreiche Portion, die ideal als Snack oder leichtes Dessert nach einer Mahlzeit ist.

Kochzeit:

Die Zubereitung dieses Desserts ist schnell und unkompliziert. Es dauert nur etwa 5 Minuten, um die Zutaten vorzubereiten und zusammenzustellen. Da keine Kochzeit erforderlich ist, ist es ein ideales Dessert für schnelle, gesunde Mahlzeiten.

Chia-Pudding mit Kokosmilch

Zutaten:

- 3 Esslöffel Chiasamen
- 200 Milliliter Kokosmilch (ungesüßt)
- 1 bis 2 Esslöffel Honig oder Ahornsirup (nach Geschmack)
- 1 Teelöffel Vanilleextrakt (optional)
- Frisches Obst oder Nüsse zur Dekoration (optional)

Anleitung:

1. In einer Schüssel die Chiasamen mit der Kokosmilch vermengen. Wenn gewünscht, auch den Honig oder Ahornsirup und den Vanilleextrakt hinzufügen.
2. Die Mischung gründlich umrühren, um sicherzustellen, dass die Chiasamen gleichmäßig verteilt sind und sich keine Klumpen bilden.
3. Den Pudding abdecken und für mindestens 4 Stunden, am besten über Nacht, im Kühlschrank quellen lassen. Während dieser Zeit nehmen die Chiasamen Flüssigkeit auf und verwandeln sich in eine gelartige Konsistenz.
4. Vor dem Servieren den Pudding erneut gut umrühren. Bei Bedarf kann zusätzliches Süßungsmittel hinzugefügt werden.
5. Den Pudding in Schalen oder Gläser füllen und nach Belieben mit frischem Obst, Nüssen oder Kokosraspeln garnieren.

Nährwertangaben:

- Kalorien: ca. 300 kcal
- Eiweiß: 6 g
- Kohlenhydrate: 20 g
- Fett: 20 g
- Ballaststoffe: 10 g
- Zucker: 5 g (abhängig von der Menge des Süßungsmittels)

Portionsgröße:

Die Rezeptur ergibt etwa 2 Portionen. Eine Portion entspricht etwa 150 bis 200 Millilitern des fertigen Puddings.

Kochzeit:

Die Zubereitung des Chia-Puddings selbst dauert nur etwa 5 Minuten. Die Hauptzeit besteht in der Kühlzeit, die mindestens 4 Stunden beträgt, um die gewünschte Konsistenz zu erreichen.

Frucht-Sorbet

Zutaten:

- 500 g frische oder gefrorene Beeren (z. B. Erdbeeren, Himbeeren, Heidelbeeren)
- 150 ml Wasser
- 2-3 Esslöffel Honig oder Ahornsirup (nach Geschmack)
- 1 Esslöffel Zitronensaft
- Optional: Frische Minzblätter zur Garnierung

Anleitung:

1. Die Beeren gründlich waschen, wenn sie frisch sind. Bei gefrorenen Beeren kann dieser Schritt übersprungen werden.
2. Die Beeren in einem Mixer oder einer Küchenmaschine zusammen mit dem Wasser, dem Honig (oder Ahornsirup) und dem Zitronensaft pürieren, bis eine glatte Masse entsteht.
3. Die pürierte Mischung in eine flache Schale gießen und in den Gefrierschrank stellen.
4. Alle 30 Minuten die Mischung mit einer Gabel umrühren, um Eiskristalle zu brechen und eine gleichmäßige Konsistenz zu erreichen.
5. Nach etwa 3-4 Stunden sollte das Sorbet fest, aber noch leicht cremig sein.
6. Vor dem Servieren das Sorbet mit einer Gabel auflockern und nach Belieben mit frischen Minzblättern garnieren.

Nährwertangaben pro Portion (ca. 1/2 Tasse):

- Kalorien: 80-100 kcal
- Fett: 0 g
- Kohlenhydrate: 20 g
- Zucker: 15 g
- Eiweiß: 1 g

Portionsgröße:

- 1/2 Tasse

Kochzeit:

- 3-4 Stunden im Gefrierschrank (aktive Zeit: 10 Minuten)

Bananen-Eiscreme

Zutaten:

- 4 reife Bananen
- 1 TL Vanilleextrakt
- Eine Prise Zimt (optional)
- 2 EL griechischer Joghurt (optional, für eine cremigere
Konsistenz)

Anleitung:

1. Die Bananen schälen und in kleine Stücke schneiden.
2. Die Bananenstücke auf einem Backblech auslegen und für
mindestens 2 Stunden in den Gefrierschrank legen, bis sie
vollständig gefroren sind.
3. Die gefrorenen Bananenstücke in einen Mixer oder eine
Küchenmaschine geben.
4. Vanilleextrakt und, falls gewünscht, Zimt hinzufügen.
5. Die Bananenstücke pürieren, bis eine glatte, cremige
Konsistenz erreicht ist. Wenn eine cremigere Konsistenz
gewünscht ist, den griechischen Joghurt hinzufügen und
nochmals pürieren.
6. Die Bananen-Eiscreme sofort servieren oder in einem
luftdichten Behälter aufbewahren und im Gefrierschrank lagern.

Nährwertangaben pro Portion (ca. 1 Tasse):

- Kalorien: 150
- Fett: 0,5 g
- Kohlenhydrate: 38 g
- Ballaststoffe: 4 g
- Zucker: 17 g
- Eiweiß: 1,5 g

Portionsgröße:

Eine Portion entspricht etwa 1 Tasse.

Kochzeit:

Die Zubereitungszeit beträgt etwa 5 Minuten, während die Gefrierzeit für die Bananen mindestens 2 Stunden beträgt.

Abschluss

Abschließend lässt sich sagen, dass die „Dr. Nowzaradan Diät für Anfänger" ein effektiver und umsetzbarer Ansatz ist, um gesunde Essgewohnheiten zu etablieren und nachhaltige Gewichtsreduktion zu erreichen. Diese Diät basiert auf den Prinzipien einer ausgewogenen Ernährung, die es den Anwendern ermöglicht, auf natürliche Weise Gewicht zu verlieren, ohne auf unverhältnismäßige Einschränkungen oder extreme Maßnahmen zurückgreifen zu müssen.

Ein zentrales Merkmal der Dr. Nowzaradan Diät ist der Fokus auf die Qualität der Nahrungsmittel. Die Diät fördert den Konsum von unverarbeiteten Lebensmitteln, frischem Obst und Gemüse, magerem Protein und gesunden Fetten. Diese Lebensmittel sind nicht nur nährstoffreich, sondern helfen auch dabei, den Stoffwechsel zu regulieren und Heißhungerattacken zu verhindern. Indem der Körper mit den richtigen Nährstoffen versorgt wird, unterstützt die Diät nicht nur den Gewichtsverlust, sondern auch das allgemeine Wohlbefinden.

Ein weiterer wichtiger Aspekt der Diät ist die Integration von regelmäßigen Mahlzeiten und Snacks, die helfen, den Blutzuckerspiegel stabil zu halten und das Energieniveau konstant zu halten. Dies verhindert das Risiko von Überessen und sorgt dafür, dass der Körper gleichmäßig mit Nährstoffen versorgt wird. Die strukturierte Herangehensweise der Diät erleichtert es den Anwendern, sich an gesunde Essgewohnheiten zu halten und gleichzeitig flexible Optionen für den Alltag zu bieten.

Die Dr. Nowzaradan Diät legt auch großen Wert auf die Vermeidung von verarbeiteten Lebensmitteln und zugesetztem Zucker, die häufig leere Kalorien und wenig Nährwert bieten. Durch den Verzicht auf diese ungesunden Lebensmittel können Anwender nicht nur Gewicht verlieren, sondern auch ihre allgemeine Gesundheit verbessern. Die Diät bietet praktische Tipps und Rezepte, die leicht in den Alltag integriert werden können, ohne das Gefühl von Entbehrung oder Verzicht.

Zusammenfassend lässt sich sagen, dass die „Dr. Nowzaradan Diät für Anfänger" eine ausgewogene und praktikable Lösung für diejenigen bietet, die eine gesunde Lebensweise anstreben. Die Diät ist darauf ausgelegt, den Anwendern zu helfen, ihre Gewichtsziele auf eine gesunde und nachhaltige Weise zu erreichen, indem sie auf natürliche, nährstoffreiche Lebensmittel setzen und gleichzeitig einfache, umsetzbare Tipps und Rezepte bereitstellen. Durch die Förderung von gesundem Essen, regelmäßigen Mahlzeiten und der Vermeidung von ungesunden Lebensmitteln bietet diese Diät eine solide Grundlage für langfristigen Erfolg und Wohlbefinden.

Mit der richtigen Einstellung und dem Engagement für eine ausgewogene Ernährung können Anwender die Prinzipien der Dr. Nowzaradan Diät in ihren Alltag integrieren und positive Veränderungen in ihrem Leben erleben. Die Diät ist mehr als nur ein kurzfristiger Plan zur Gewichtsreduktion; sie stellt eine nachhaltige Lebensweise dar, die den Weg zu einem gesünderen und glücklicheren Leben ebnen kann.

www.ingramcontent.com/pod-product-compliance
Lightning Source LLC
Chambersburg PA
CBHW070750250726
48662CB00004B/1731